Aamir Al-Mosawi

Farmacoterapêuticas para o meningioma benigno

Aamir Al-Mosawi

Farmacoterapêuticas para o meningioma benigno

Prática baseada em evidências em medicina

ScienciaScripts

Imprint

Cover image: www.ingimage.com

This book is a translation from the original published under ISBN 978-3-659-81938-4.

Publisher:
Sciencia Scripts
is a trademark of
Dodo Books Indian Ocean Ltd. and OmniScriptum S.R.L publishing group

120 High Road, East Finchley, London, N2 9ED, United Kingdom
Str. Armeneasca 28/1, office 1, Chisinau MD-2012, Republic of Moldova, Europe
Managing Directors: Ieva Konstantinova, Victoria Ursu
info@omniscriptum.com

Printed at: see last page
ISBN: 978-620-8-36735-0

FARMACOTERAPIAS PARA O MENINGIOMA BENIGNO: PRÁTICA BASEADA EM EVIDÊNCIAS EM MEDICINA

AAMIR AL-MOSAWI

MÉDICO CONSELHEIRO E FORMADOR ESPECIALIZADO

CIDADE MÉDICA DE BAGDADE E CENTRO NACIONAL DE FORMAÇÃO E DESENVOLVIMENTO

MINISTÉRIO DA SAÚDE IRAQUIANO, BAGDADE, IRAQUE E-MAIL:ALMOSAWIAJ@YAHOO.COM

E-MAIL: ALMOSAWIAJ@YAHOO.COM

CONTEÚDO

RESUMO

Os meningiomas são tumores geralmente benignos que afectam habitualmente as mulheres, provocando sintomas principalmente devido à pressão exercida sobre as estruturas cerebrais circundantes e ao aumento da pressão intracraniana. O contexto histórico do tratamento dos meningiomas inclui figuras notáveis como Felix Platter e Harvey Cushing, que contribuíram para a nossa compreensão e terminologia destes tumores.

Este livro enfatiza as limitações das terapias tradicionais e defende uma abordagem farmacoterapêutica utilizando a hidroxiureia, que demonstrou uma eficácia modesta quando utilizada isoladamente. É proposta a combinação da hidroxiureia com o tamoxifeno. Esta combinação tem como objetivo aumentar a eficácia do tratamento e reduzir os efeitos secundários, constituindo uma opção promissora para os doentes com meningiomas irressecáveis ou recorrentes. O livro sublinha a necessidade de mais investigação para otimizar as estratégias de tratamento na gestão dos meningiomas benignos.

INTRODUÇÃO

Os meningiomas (tumores meníngeos) são tumores geralmente benignos que crescem lentamente e são mais prevalentes no sexo feminino. Os sintomas surgem devido à pressão sobre as estruturas adjacentes ou ao aumento da pressão intracraniana.

O primeiro caso documentado de meningioma foi descrito pelo médico suíço Felix Platter em 1664, durante a autópsia de Sir Caspar Bonecurtius, que apresentou alterações comportamentais antes de morrer seis meses depois. O tumor era notavelmente grande, comparado a uma maçã de tamanho médio (Figura 1A).

CONTEXTO HISTÓRICO

Antoine Louis efectuou o que se crê ser a primeira remoção cirúrgica bem sucedida de um meningioma em 1770. Em 1835, o cirurgião italiano Zanobi Pecchioli excisou com sucesso um meningioma de um paciente de 45 anos. O termo "meningioma" foi introduzido por Harvey Cushing (Figura 1C) em 1922 para categorizar vários tumores cerebrais e da medula espinhal [1, 2]. Entre os doentes notáveis com meningiomas benignos contam-se Leonard Wood (Figura 1D), que foi operado em 1910, mas infelizmente teve uma recidiva e morreu durante uma operação subsequente. Outras figuras notáveis incluem a atriz Elizabeth Taylor (Figura 1E), que foi operada em 1997, e Mary Tyler Moore (Figura 1F), tratada em 2011.

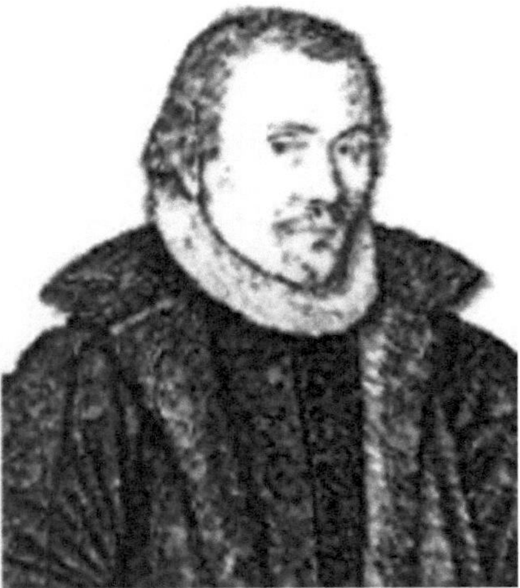

Figura-1A: Felix Platter (28 de outubro de 1536 - 28 de julho de 1614), médico suíço e pioneiro da anatomia e da neurocirurgia do século XVI

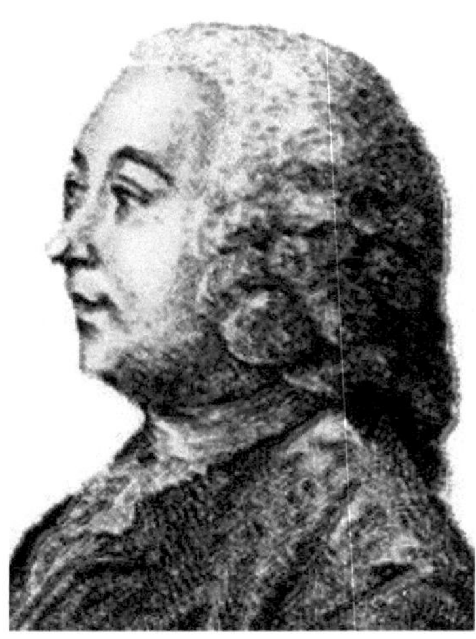

Figura-1B: Antoine Louis (13 de fevereiro de 1723 - 20 de maio de 1792), cirurgião francês

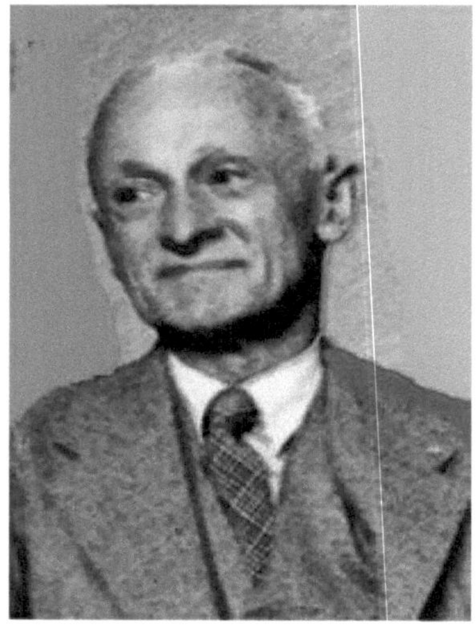

Figura-1C: Harvey Williams Cushing (8 de abril de 1869 - 7 de outubro de 1939)

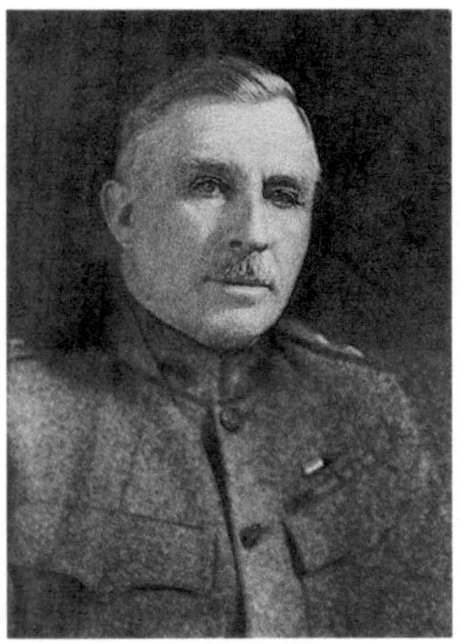

Figura-1D: Leonard Wood (9 de outubro de 1860 - 7 de agosto de 1927) foi um major-general e médico do exército americano

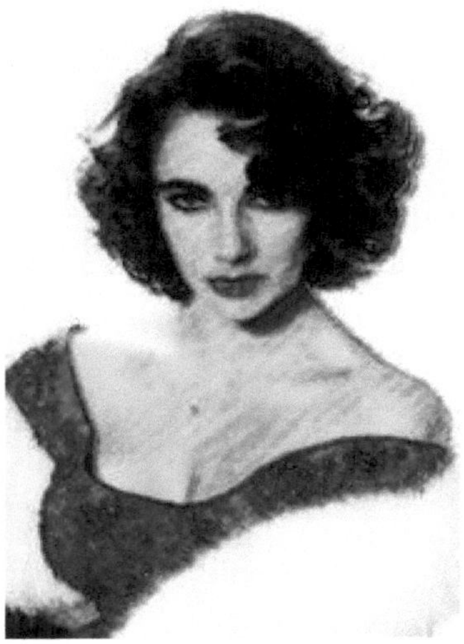

Figura-1E: Dame Elizabeth Rosemond Taylor (27 de fevereiro de 1932 - 23 de março de 2011), uma atriz britânico-americana que desenvolveu um meningioma benigno que foi tratado por remoção cirúrgica em fevereiro de 1997

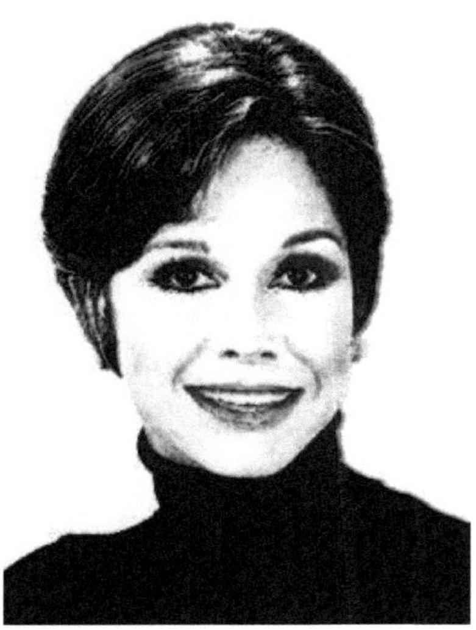

Figura-1F: Mary Tyler Moore (29 de dezembro de 1936 - 25 de janeiro de 2017), uma atriz americana que desenvolveu um meningioma benigno que foi tratado por remoção cirúrgica em maio de 2011

DOENTES E MÉTODOS/RESULTADOS

Doentes e métodos

Apresentamos o caso de uma mulher de 35 anos diagnosticada com um meningioma benigno em julho de 2019. Os neurocirurgiões recomendaram a cirurgia, mas hesitaram devido a preocupações com a sua potencial ineficácia e riscos. O objetivo deste artigo é fornecer uma opinião especializada sobre o seu tratamento.

Resultados

Inicialmente observada a 26 de outubro de 2024, a doente referia cefaleias moderadas com irradiação para o olho, com impacto no sono. A ressonância magnética realizada em julho de 2019 revelou uma massa extra-axial homogénea na região temporo-occipital esquerda (20 x 15 mm) com sinais de aumento da pressão intracraniana. Foi-lhe diagnosticado um meningioma benigno. A venografia por ressonância magnética mostrou que a massa estava a comprimir o seio transverso esquerdo com bainha do nervo ótico distendida e sela túrcica parcialmente vazia. Em agosto de 2021, a ressonância magnética mostrou uma massa extra-axial bem definida com origem no tentorium cerebelli esquerdo (28 x 24 x 25 mm), com evidência de um ligeiro efeito de pressão no lobo occipital esquerdo e um ligeiro efeito de massa no lobo cerebelar esquerdo. Em novembro de 2022, uma ressonância magnética com contraste intravenoso mostrou uma massa extra-axial (36 x 24 x 26 mm) no lado esquerdo da fossa posterior, consistente com um meningioma tentorial. Em abril de 2023, uma ressonância magnética mostrou uma massa arredondada bem definida (34 x 21 x 30 mm) no hemisfério cerebelar esquerdo, estendendo-se para cima e comprimindo o tentório esquerdo, e a massa era consistente com um meningioma cerebelar esquerdo. Em resposta, o doente foi previamente tratado com analgésicos, dexametasona e acetazolamida para controlar o aumento da pressão intracraniana. Apesar de dois cursos de radioterapia que levaram a uma perda significativa de cabelo, os sintomas reapareceram após a interrupção do tratamento. O doente consultou-nos recentemente porque os neurocirurgiões sugeriram a necessidade de cirurgia, mas hesitaram em realizá-la devido ao receio de um resultado pouco gratificante.

Os esteróides e a acetazolamida são utilizados há décadas no tratamento da pressão intracraniana elevada [3-8].

Por conseguinte, após uma reavaliação, a doente foi tratada durante as duas primeiras semanas com uma terapêutica combinada com acetazolamida (250 mg duas vezes por dia) e synacthen (tetracosactido) intramuscular, que é um polipéptido sintético que aumenta a secreção de esteróides supra-renais (hidrocortisona, cortisona) no córtex suprarrenal. Recebeu uma injeção de 1 mg de synacthen duas vezes por semana.

Opinião de peritos em farmacoterapia

Embora a hidroxiureia tenha sido historicamente utilizada no tratamento de meningiomas, a sua eficácia como monoterapia é limitada [10-19]. Propomos uma combinação de hidroxiureia e tamoxifeno, apoiada pelos resultados de Goodwin et al. (1993) e

Altinoz (2021) [20, 21]. Optámos contra a utilização de acetato de megestrol com base nos resultados de Grunberg e Weiss (1990) [22], e não considerámos a utilização de temozolomida com base nos resultados de Chamberlain e colegas (2004) [23]. Optámos pela não utilização de octreotido subcutâneo com base nos resultados de Johnson et al. (2011) [24] e não considerámos a utilização de interferão alfa com base nos resultados de Chamberlain (2013) [25]. Também não considerámos a utilização de mifepristona com base nos resultados de Sharma et al (2019) [26].

DISCUSSÃO

Os corticosteróides, como a dexametasona, têm sido utilizados há décadas para combater o aumento da pressão intracraniana, mas acarretam potenciais efeitos secundários, como a retenção de líquidos e a diminuição da tolerância à glucose [4, 5, 6, 8]. Como alternativa, utilizámos o synacthen intramuscular, que tem menos efeitos adversos [9]. Em 1996, Schrell e a sua equipa de investigação da Alemanha discutiram o sistema de classificação da Organização Mundial de Saúde (OMS), salientando que muitos meningiomas são de grau I, mas podem ser invasivos. Referiram que, embora a remoção cirúrgica falhe frequentemente devido às caraterísticas de crescimento do tumor, a radioterapia pode não reduzir significativamente a massa tumoral, mas pode atrasar a recorrência. Além disso, salientaram que a remoção cirúrgica de meningiomas na fossa posterior, seio cavernoso, seio sagital posterior e ápice petroso pode estar associada a uma elevada taxa de morbilidade e recorrência. Os autores propuseram a hidroxiureia como opção de tratamento [10]. Estudos subsequentes destacaram a capacidade da hidroxiureia de induzir apoptose em células de meningioma e sugeriram que ela pode estabilizar a doença em pacientes com tumores recorrentes ou irressecáveis. Evidências de vários estudos indicam que a hidroxiureia pode levar a reduções modestas no tamanho do tumor e alívio dos sintomas, com efeitos colaterais aceitáveis. Em 1997, Schrell e a sua equipa de investigação destacaram as provas experimentais de estudos em ratos que sugerem que a hidroxiureia pode inibir o crescimento de células de meningioma humano em cultura e de transplantes de meningioma em ratos, induzindo a apoptose. Trataram quatro doentes com hidroxiureia oral (1000 a 1500 mg/dia). Os doentes tinham sido submetidos a múltiplas ressecções cirúrgicas e três deles receberam radioterapia. Três pacientes tinham meningiomas benignos recorrentes e um paciente tinha meningioma maligno (Grau III/OMS). A utilização de hidroxiureia num doente do sexo masculino que tinha um grande meningioma da asa do esfenoide foi associada a uma diminuição da massa tumoral em 60% ao longo de seis meses.

A utilização de hidroxiureia numa doente do sexo feminino com um grande meningioma da asa esfenoidal direita foi associada a uma redução da massa tumoral de 74% em dez meses. Nesta doente, a redução da massa tumoral foi associada a uma remissão completa dos sintomas de nevralgia do trigémeo em dois meses. A parésia abducente melhorou ao fim de cinco meses. A utilização de hidroxiureia num doente com um meningioma de crescimento lento foi associada a uma redução da massa tumoral de 15% em cinco meses. A utilização de hidroxiureia num doente que tinha um meningioma maligno do ângulo ponto-cerebeloso esquerdo impediu a recorrência ao fim de dois anos. Schrell e a sua equipa de investigação sugeriram que o tratamento a longo prazo com hidroxiureia pode induzir a remissão total dos doentes com meningioma. Por conseguinte, a hidroxiureia oral pode ser uma opção terapêutica válida em doentes com meningiomas irressecáveis e recorrentes, que pode substituir a radioterapia e a cirurgia paliativa [11].

Em 2000, Herbert Newton (Figura-2A), dos Estados Unidos, e os seus colegas salientaram que os meningiomas podem recidivar em 20-50% dos doentes, apesar do tratamento cirúrgico agressivo e da radioterapia. Além disso, muitos meningiomas não são facilmente ressecáveis devido à sua localização profunda ou à proximidade de estruturas sensíveis. Os autores sublinharam que a hidroxiureia, um agente quimioterapêutico inibidor da ribonucleótido redutase, pode diminuir a apoptose em culturas de células de meningioma e em modelos experimentais animais. Trataram dezassete doentes (13 mulheres e 4 homens) com meningioma irressecável ou residual com hidroxiureia oral (20 mg/kg/dia). Onze doentes apresentavam progressão neurológica ou tumores em crescimento na altura em que iniciaram a quimioterapia. Dezasseis doentes estavam disponíveis para avaliação. Concluíram que a hidroxiureia tinha um efeito terapêutico modesto contra os meningiomas e pode ser experimentada em doentes com tumores irressecáveis ou tumores residuais grandes após a cirurgia.

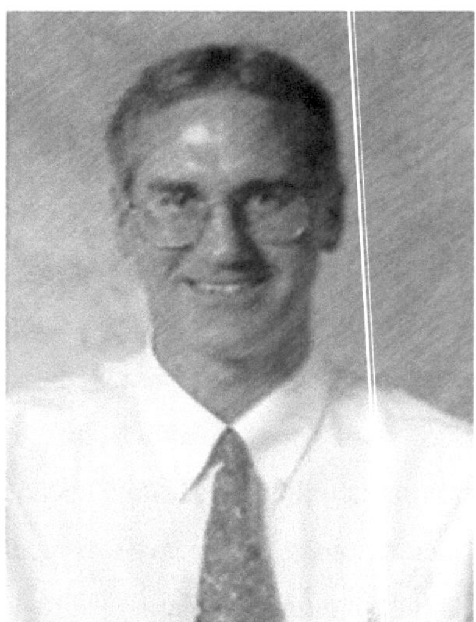

Figura-2A: Herbert Newton, um neurologista americano

Os efeitos adversos incluíram principalmente leucopenia e 9 doentes (53%) necessitaram de reduções de dose para 250-500 por dia [12].

Em 2002, Mark A Rosenthal (Figura-2B), da Austrália, e os seus colegas trataram quinze doentes com meningioma, incluindo doentes com tumor residual após a cirurgia e meningioma progressivo, com hidroxiureia. Onze doentes apresentaram uma doença estável, incluindo oito doentes com doença progressiva. O tratamento foi bem tolerado, mas dois doentes interromperam o tratamento devido a erupções cutâneas. Mark A Rosenthal e os seus colegas sugeriram que a hidroxiureia pode ser utilizada com algum benefício no meningioma [13].

Também em 2022, Warren P Mason (Figura-2C), da Austrália, e a sua equipa de investigação salientaram que o tratamento cirúrgico dos meningiomas que envolvem seios venosos e meningiomas da base do crânio continua a ser um desafio. Eles relataram o tratamento de 11 mulheres e 9 homens, com idades entre 31 e 75 anos (idade média: 59 anos) que tinham meningiomas recorrentes ou irressecáveis (12 basais, dois parassagitais e seis múltiplos) com hidroxiureia (20 mg/kg/dia).

Dezasseis dos 20 doentes tinham meningiomas benignos, três tinham caraterísticas atípicas e um doente tinha um meningioma maligno. Oito doentes, incluindo quatro com meningioma benigno, três com meningiomas atípicos e um com meningioma maligno, foram previamente tratados com radioterapia.

Antes do tratamento com hidroxiureia, todos os doentes apresentavam um aumento do tumor demonstrado por estudos de neuroimagem. O tratamento durante 8-151 semanas deteve o crescimento em doze doentes que tinham meningiomas benignos e dois destes 12 doentes registaram melhorias clínicas. O tratamento foi bem tolerado, mas um doente interrompeu o tratamento devido a mielossupressão moderada.

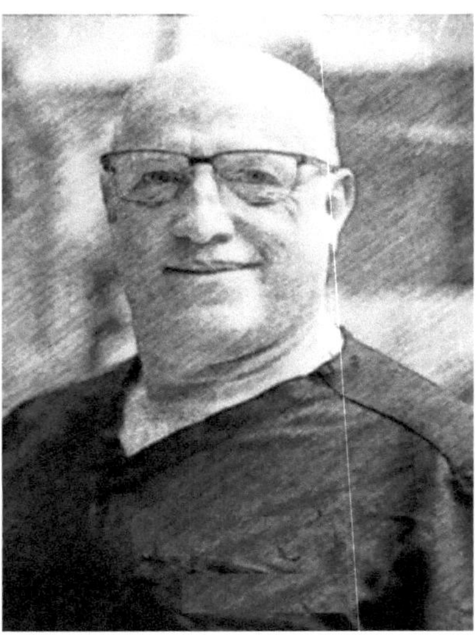

Figura-2B: Mark A Rosenthal, um oncologista australiano

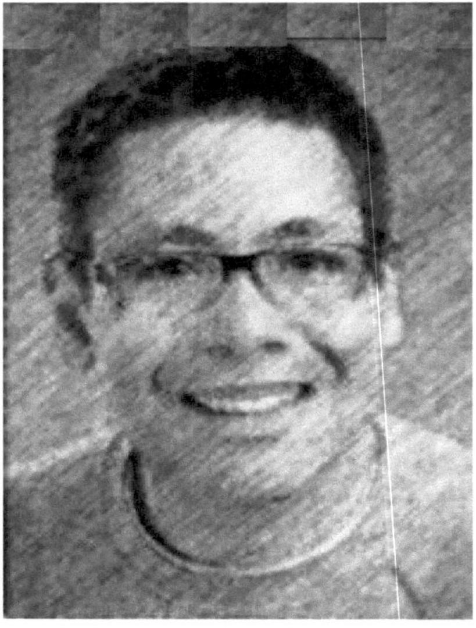

Figura-2C: Warren P Mason, um investigador australiano

Por conseguinte, este estudo demonstrou que a hidroxiureia pode travar o crescimento de meningiomas benignos recorrentes ou irressecáveis [14].

Em 2004, Shu-xu Yang (Figura-2D), da China, e os seus colegas relataram um estudo que mostrou que a hidroxiureia tem a capacidade de inibir o crescimento de células de meningioma in vitro. O efeito foi atribuído à apoptose das células tumorais [15].

Em 2005, Barbara M Hahn, da Alemanha, e a sua equipa de investigação relataram o tratamento de 21 doentes com meningioma progressivo ou recorrente, incluindo 13 doentes com meningiomas benignos. O tratamento incluiu radioterapia e hidroxiureia.

A toxicidade associada ao tratamento foi considerada mínima e apenas um doente interrompeu a hidroxiureia devido a anorexia e perda de peso.

Barbara M Hahn e a sua equipa de investigação consideraram que o tratamento prolongado com hidroxiureia oral é eficaz e seguro e pode ajudar a estabilizar a doença na maioria dos doentes [16].

Em 2012, Wendy J. Sherman (Figura-2E) e Jeffrey J Raizer (Figura-2F), dos Estados Unidos, sublinharam que a utilização de hidroxiureia no meningioma ainda não proporcionou uma opção satisfatoriamente eficaz e sugeriram a utilização de uma combinação com outro agente, como um agente hormonal [17]. No mesmo ano, Min-Su Kim (Figura-2G), da Coreia, e a sua equipa de investigação salientaram a importância dos meningiomas, uma vez que representam 18-20% de todos os tumores cerebrais. Salientaram que os meningiomas podem ter uma taxa de recorrência de 20-50% ao longo de 10 anos, apesar da ressecção cirúrgica e da radioterapia. Também enfatizaram que a hidroxiureia (inibidor da ribonucleotídeo redutase) pode inibir as células do meningioma induzindo a apoptose. Relataram 13 pacientes (4 homens e 9 mulheres) com idades entre 32 e 83 anos (idade média: 61,7 anos) que tinham meningioma benigno (grau I da OMS) ou II recorrente e foram tratados com hidroxiureia oral (1000 mg/metro quadrado diariamente em 2 doses divididas).

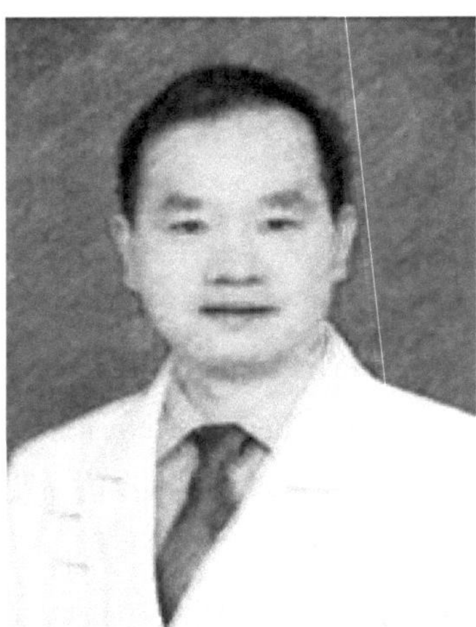

Figura-2D: Shu-xu Yang, um neurocirurgião da China

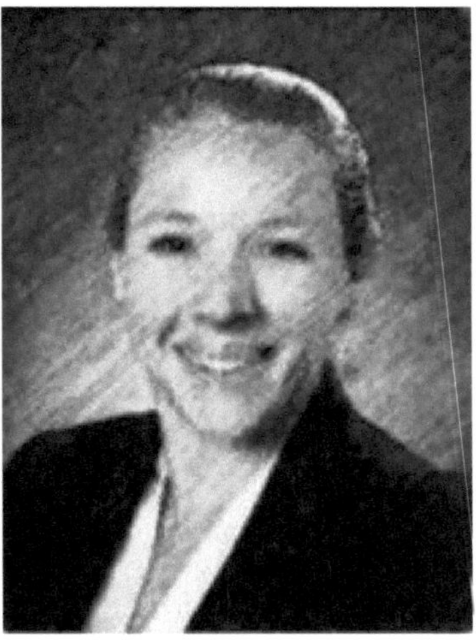

Figura-2E: Wendy J. Sherman, uma neurologista americana

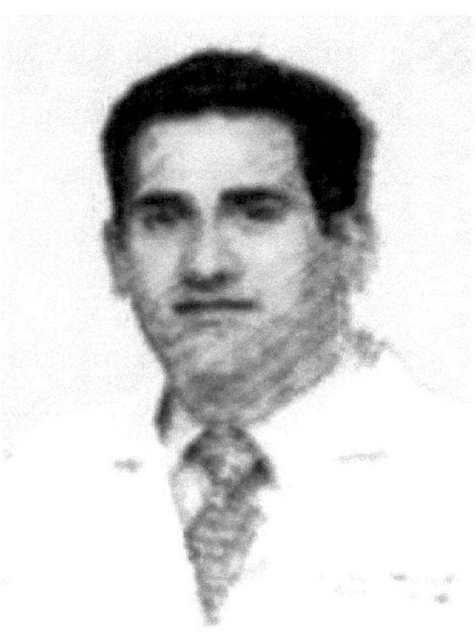

Figura-2F Jeffrey J Raizer, um neurologista americano

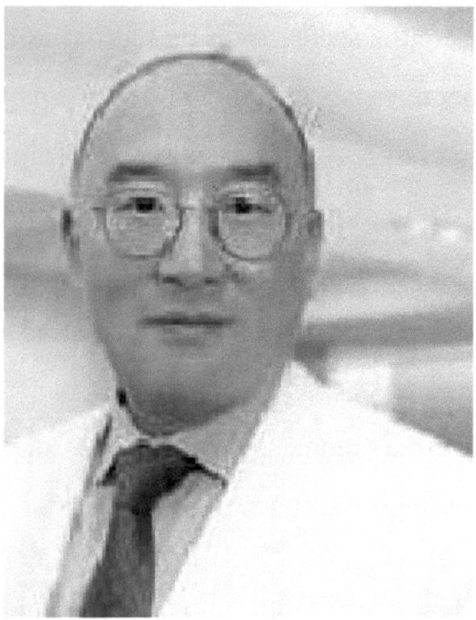

Figura-2G: Min-Su Kim, um neurocirurgião da Coreia

Dez doentes (76,9%) atingiram a estabilização da doença. Sugerem que o tratamento a longo prazo do meningioma benigno com hidroxiureia está associado a algum efeito benéfico contra a recorrência e pode levar à estabilização a longo prazo em alguns doentes.

Salientaram que a hidroxiureia foi bem tolerada e conveniente, e representa uma opção terapêutica alternativa a cirurgias repetidas e radioterapia [18].

Em 2014, Joshua Gurberg (Figura-2H), do Canadá, e a sua equipa de investigação salientaram a eficácia da hidroxiureia em causar a apoptose das células do meningioma in vitro e o seu potencial para alcançar a estabilização clínica do meningioma. Destacaram também o perfil favorável de efeitos secundários da hidroxiureia.

Relataram um doente com um meningioma anaplásico recorrente operado da base do crânio que foi tratado com radioterapia seguida de hidroxiureia oral (25 mg/kg/dia) durante cinco meses. O tratamento foi associado a uma resposta marcada e sustentada com retração do tumor e cavitação, o que foi demonstrado nas imagens de ressonância magnética [19].

Embora a hidroxiureia tenha sido utilizada durante décadas no tratamento do meningioma, não é muito eficaz quando utilizada isoladamente [10-19].

Por conseguinte, propusemos uma combinação de hidroxiureia e tamoxifeno apoiada pelas provas fornecidas por Goodwin et al. (1993) e (Altinoz, 2021) [20, 21]. Com base na segurança e na eficácia potencial, a combinação de hidroxiureia e tamoxifeno pode ser uma opção razoável. Esta combinação pode apresentar um risco menor de mielossupressão grave em comparação com a combinação de hidroxiureia e metotrexato. Além disso, o mecanismo de ação distinto do tamoxifeno poderia proporcionar um efeito benéfico sem aumentar significativamente a toxicidade hematológica. O mecanismo do tamoxifeno poderia oferecer uma abordagem diferente para inibir o crescimento do tumor, especialmente em tumores sensíveis a hormonas.

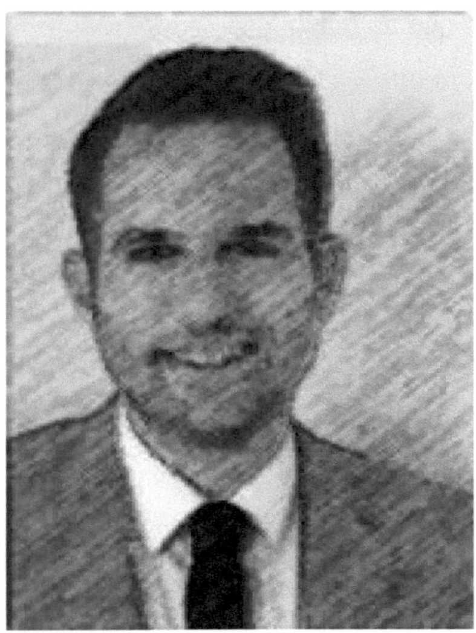

Figura-2H: Joshua Gurberg, um investigador do Canadá

Optámos contra a utilização de acetato de megestrol com base nos resultados de Grunberg e Weiss (1990) [22] e não considerámos a utilização de temozolomida com base nos resultados de Chamberlain e colegas (2004) [23]. Optámos pela não utilização de octreotido subcutâneo com base nos resultados de Johnson et al. (2011) [24] e não considerámos a utilização de interferão alfa com base nos resultados de Chamberlain (2013) [25].

Em 2011, Derek R Johnson (Figura-2I), dos Estados Unidos, e a sua equipa de investigação comunicaram a utilização de octreotido subcutâneo (um agonista dos receptores de somatostatina frequentemente expresso no meningioma) em doentes com meningioma progressivo ou recorrente. O tratamento foi bem tolerado, mas não foi bem sucedido na obtenção de uma resposta tumoral objetiva falhada [24]. Em 2013, Marc C Chamberlain (Figura-2J) relatou um estudo que incluiu

35 pacientes (28 mulheres e 17 homens) que tinham meningioma recorrente de alto grau (grau 2 ou 3 da OMS), e foram tratados com interferão alfa subcutâneo (10 milhões de unidades/metro quadrado) de dois em dois durante 4 semanas (Ciclo). O estudo concluiu que o tratamento tinha alguma atividade em doentes com meningiomas recorrentes de alto grau, mas estava associado a uma toxicidade moderada [25].

Não considerámos a utilização de mifepristona com base nas conclusões de Sharma et al (2019) [26].

À luz destes resultados, a combinação de hidroxiureia e tamoxifeno surge como uma opção promissora. Esta abordagem poderia atenuar o risco de mielossupressão grave associado a outras combinações, ao mesmo tempo que oferece mecanismos de ação distintos que podem aumentar a eficácia do tratamento, especialmente em tumores sensíveis às hormonas.

Hidroxiureia: Uma visão geral das suas aplicações clínicas em evolução

A hidroxiureia (também conhecida como hidroxicarbamida) foi introduzida pela primeira vez como agente antitumoral em 1963 por

Stearns e colegas, que salientaram o seu potencial como nova terapêutica para o tratamento do cancro, em especial da leucemia mielogénica crónica [27-31]. Ao longo do último meio século, a hidroxiureia tornou-se uma pedra angular no tratamento de várias neoplasias malignas e doenças hematológicas.

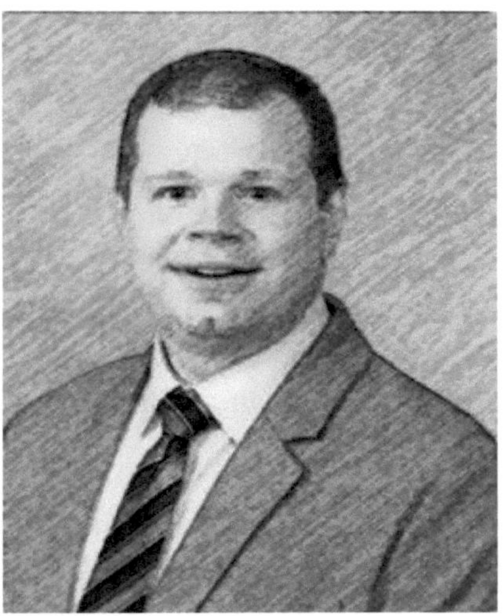

Figura-2I: Derek R Johnson, um neurologista americano

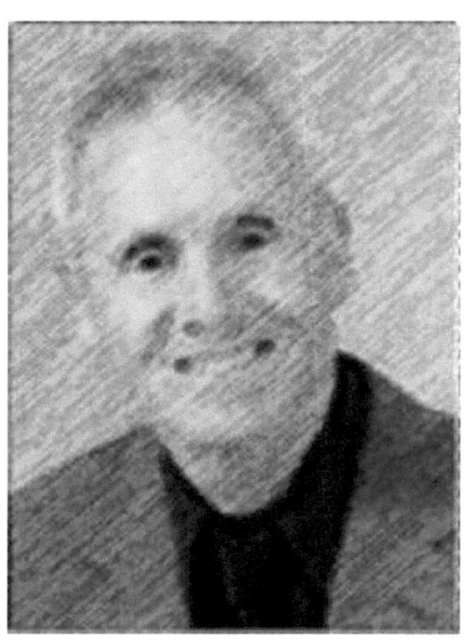

Figura-2J: Marc C Chamberlain, um investigador americano

Tratamento da psoríase: A hidroxiureia como alternativa ao metotrexato

Na década de 1970, a hidroxiureia foi investigada para utilização em dermatologia. Um estudo de referência realizado por Ullin W. Leavell Jr. (Figura-2K) e John W. Yarbro, nos Estados Unidos, examinou os seus efeitos em dez doentes com psoríase grave. De forma notável, nove dos dez pacientes apresentaram uma melhoria clínica e histopatológica significativa sem reacções tóxicas importantes. Com base nestes resultados, Leavell e Yarbro concluíram que a hidroxiureia pode ser uma alternativa eficaz e menos tóxica ao metotrexato no tratamento da psoríase [32]. Em 2007, Nitin Ranjan (Figura-2L) e a sua equipa da Índia realizaram um estudo comparativo que envolveu

30 doentes com psoríase em placas crónica moderada a grave. Quinze doentes foram tratados com metotrexato (15-20 mg por semana), enquanto os outros 15 foram tratados com hidroxiureia (3-4,5 gramas por semana) durante 12 semanas. Embora o metotrexato tenha levado a uma eliminação mais rápida da doença, foi associado a efeitos secundários mais significativos em comparação com a hidroxiureia. Os autores sugeriram que a hidroxiureia poderia ser uma alternativa viável para os doentes que sofrem efeitos secundários significativos do metotrexato [33].

Hidroxiureia em doenças hematológicas: Policitemia Vera e Doença Falciforme

A hidroxiureia tem sido utilizada desde a década de 1970 no tratamento da policitemia vera, uma doença caracterizada por uma produção excessiva de glóbulos vermelhos [34, 35]. A sua capacidade para reduzir a produção de glóbulos vermelhos e melhorar os resultados dos doentes com policitemia vera tornou-a uma opção terapêutica importante em hematologia. No início da década de 1980, a hidroxiureia também surgiu como tratamento para a doença falciforme, uma doença genética que leva à formação de glóbulos vermelhos com formato anormal.

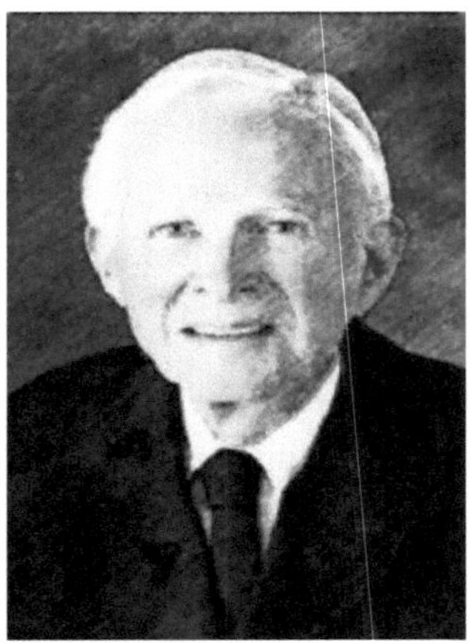

Figura-2K: Ullin W. Leavell Jr. (17 de julho de 2017 - 10 de novembro de 1922), dermatologista dos Estados Unidos

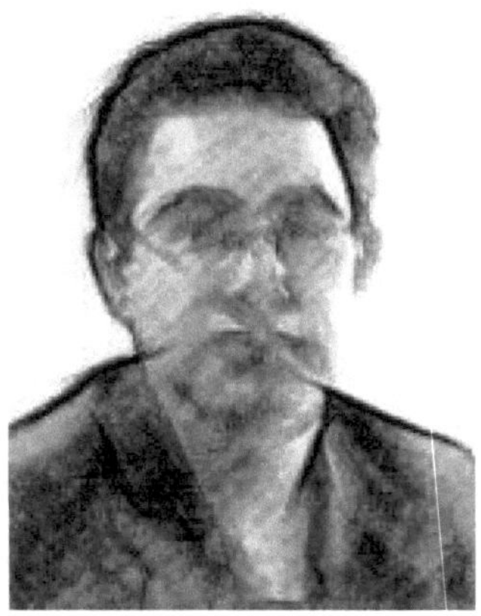

Figura-2L: Nitin Ranjan, um dermatologista da Índia

Em 2008, John J. Strouse (Figura-2M) e a sua equipa nos Estados Unidos realizaram uma revisão sistemática exaustiva para avaliar a eficácia da hidroxiureia no tratamento da anemia falciforme em adultos. A revisão incluiu 26 estudos, incluindo um ensaio clínico randomizado, 22 estudos observacionais e três relatos de casos. Os resultados mostraram que o tratamento com hidroxiureia resultou num aumento dos níveis de hemoglobina fetal de 5-10% para 15-20% e um aumento dos níveis de hemoglobina de aproximadamente 1 g/L.

Além disso, a utilização de hidroxiureia foi associada a uma redução da taxa de hospitalização (56%-87%) e a uma diminuição da frequência das crises de dor em vários estudos. Os efeitos adversos da hidroxiureia foram geralmente ligeiros e reversíveis, incluindo neutropenia, trombocitopenia ligeira, anemia, erupção cutânea, alterações nas unhas (10%) e dores de cabeça (5%). Os efeitos adversos graves foram raramente observados e não foram obviamente atribuídos ao medicamento [37]. A hidroxiureia continua a ser um tratamento versátil e eficaz para uma série de doenças, desde cancros a perturbações hematológicas e doenças dermatológicas. Embora o seu perfil de efeitos secundários possa variar consoante a doença a tratar, a hidroxiureia continua a ser uma parte essencial do arsenal terapêutico, oferecendo benefícios significativos no tratamento da leucemia mielogénica crónica, psoríase, policitemia vera e doença falciforme.

Tamoxifeno: Uma história de descoberta e impacto clínico

O tamoxifeno, um modulador seletivo dos receptores de estrogénio (SERM), foi sintetizado pela primeira vez em 1962 pela química britânica Dora Richardson. Inicialmente concebido como um inibidor dos estrogénios para fins contraceptivos, o tamoxifeno não se revelou eficaz no controlo da natalidade. No entanto, surgiu como um importante agente terapêutico no tratamento do cancro da mama a partir da década de 1970.

Em 1971, Cole e colegas relataram a utilização de tamoxifeno em 46 doentes com cancro da mama tardio ou recorrente. Dez pacientes apresentaram uma resposta positiva e os investigadores sublinharam a vantagem do medicamento devido à sua baixa incidência de efeitos secundários [38].

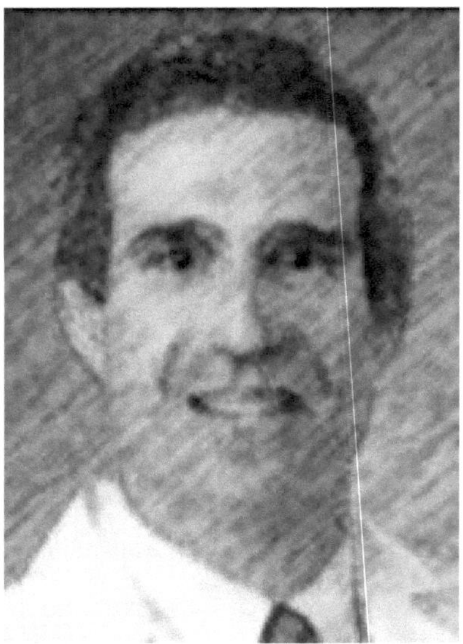

Figura-2M: John J Strouse, um hematologista dos Estados Unidos

Dois anos mais tarde, o estudo de Ward (1973) incluiu 68 mulheres com cancro da mama avançado, incluindo as que apresentavam recidivas na parede torácica e metástases em tecidos moles. As pacientes foram tratadas com tamoxifeno oral (10 mg ou 20 mg duas vezes por dia) durante seis meses. O tratamento foi bem tolerado, com poucos efeitos secundários significativos. Nomeadamente, 26 doentes apresentaram uma redução do tamanho do tumor para metade ou mais e 12 (36%) tiveram uma resposta óbvia ao tamoxifeno. Cinco doentes mantiveram a remissão durante mais de um ano e dez mantiveram a remissão durante mais de seis meses. As taxas de resposta variaram consoante a dosagem: 40% das pacientes que tomaram 20 mg duas vezes por dia tiveram uma resposta óbvia, em comparação com 36% das que tomaram 10 mg duas vezes por dia [39]. Em 1998, Bernard Fisher (Figura-2N) e a sua equipa dos Estados Unidos publicaram os resultados de um estudo de referência que envolveu 13.388 mulheres com risco acrescido de cancro da mama. Entre elas, 6.681 receberam tamoxifeno (20 mg diários) durante cinco anos, enquanto 6.707 receberam um placebo. O estudo demonstrou que o tamoxifeno reduziu o risco de cancro da mama invasivo em 49%, mas também aumentou o risco de cancro do endométrio, acidente vascular cerebral, embolia pulmonar e trombose venosa profunda, sobretudo nas mulheres mais velhas. Assim, o tamoxifeno é mais benéfico para as mulheres de alto risco, em que os benefícios da prevenção do cancro ultrapassam os riscos potenciais [40]. Em 2016, um estudo liderado por Jianguang Ji (Figura-2O), da Suécia, analisou 227.535 mulheres diagnosticadas com cancro da mama entre 1961 e 2010. O estudo concluiu que a exposição ao tamoxifeno após 1987 estava associada a um menor risco de desenvolver meningiomas em comparação com as mulheres não expostas. De facto, as mulheres que não receberam tamoxifeno tinham um risco significativamente mais elevado de meningioma, com este risco a persistir até 10 anos. Estes resultados sugerem que o tamoxifeno pode ter efeitos protectores contra o desenvolvimento de meningiomas [41].

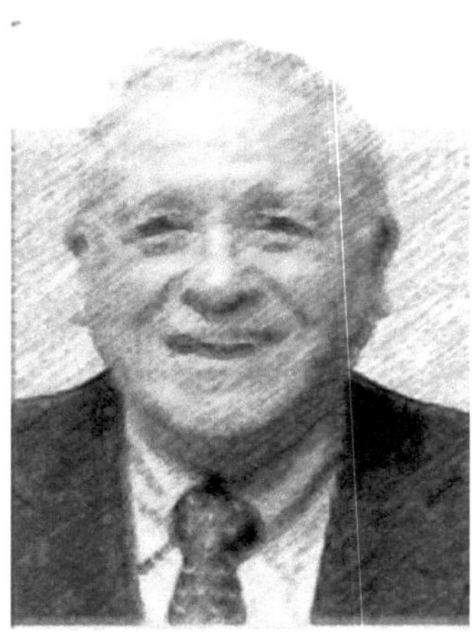

Figura-2N: Bernard Fisher (23 de agosto de 1918 - 16 de outubro de 2019), um distinto investigador do cancro da mama dos Estados Unidos

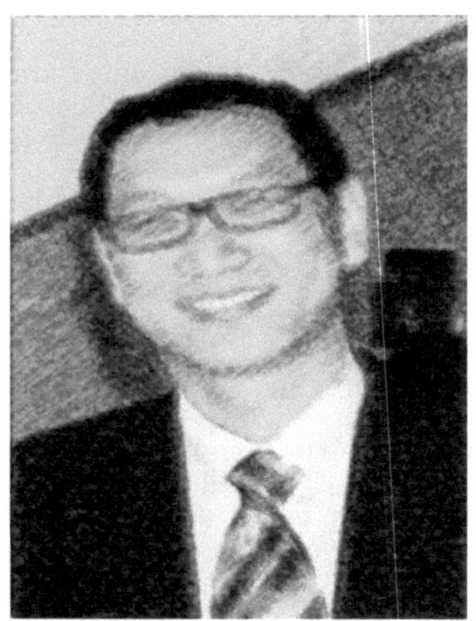

Figura-2O: Jianguang Ji, um investigador da Suécia

Em 2019, Li-Min Sun e colegas de Taiwan realizaram um estudo que analisou o risco de meningioma em mulheres com cancro da mama tratadas com tamoxifeno. O estudo, que incluiu 80.371 mulheres (30.929 não tratadas e 50.442 tratadas com tamoxifeno); descobriu que o uso de tamoxifeno estava associado a uma redução de 36% no risco de meningioma. Estes resultados alinham-se com descobertas anteriores, sugerindo um potencial benefício secundário do tamoxifeno na prevenção do meningioma [42].

Uma revisão de 2021 por Meric A. Altinoz (Figura-2P) da Turquia apoiou ainda mais essas conclusões. A revisão enfatizou os resultados de estudos realizados em 2016 e 2019, observando que o uso prolongado de tamoxifeno em pacientes com câncer de mama está associado a um risco significativamente menor de desenvolvimento de meningioma [43].

O tamoxifeno tem um papel bem estabelecido no tratamento do cancro da mama, com numerosos estudos que demonstram a sua eficácia na redução da recorrência do cancro da mama e na melhoria da sobrevivência. Para além da sua utilização primária, estudos recentes sugerem que o tamoxifeno pode também ter efeitos protectores contra outros tipos de cancro, nomeadamente meningiomas, em mulheres com cancro da mama. No entanto, a sua utilização exige uma análise cuidadosa dos riscos associados, em particular nas mulheres idosas, o que sublinha a importância de estratégias de tratamento personalizadas.

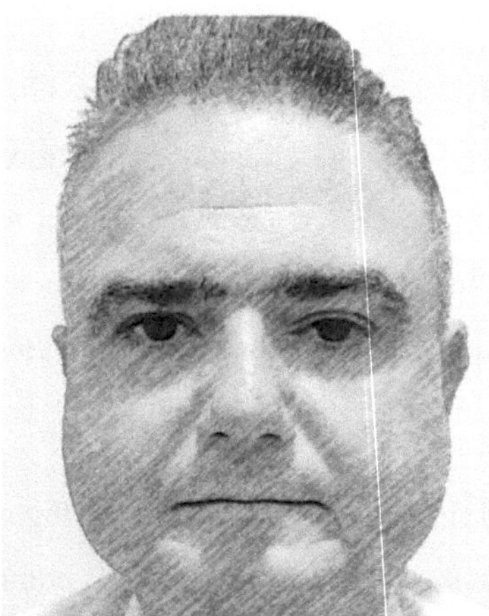

Figura-2P: Meric A Altinoz, um investigador da Turquia

CONCLUSÃO

Dadas as complexidades do tratamento dos meningiomas benignos, particularmente nos casos em que as opções cirúrgicas são limitadas, é vital uma abordagem farmacoterapêutica multifacetada. A hidroxiureia é um medicamento quimioterapêutico antitumoral que tem sido utilizado isoladamente ou em combinação com outros medicamentos quimioterapêuticos ou radiação no tratamento de leucemias e outros cancros. Também tem sido utilizado para aumentar a concentração de hemoglobina fetal, reduzir a ocorrência de crises graves e diminuir a necessidade de transfusões de sangue na anemia falciforme. A hidroxiureia, especialmente em combinação com o tamoxifeno, representa uma estratégia terapêutica valiosa para doentes com meningiomas irressecáveis ou recorrentes. É necessária mais investigação para solidificar estes resultados e melhorar os resultados dos doentes afectados por esta doença difícil.

RECONHECIMENTO

Conflito de interesses: *Nenhum.*

REFERÊNCIAS

1- Bir SC, Maiti TK, Bollam P, Nanda A. Felix Platter e uma perspetiva histórica do meningioma. Clin Neurol Neurosurg 2015 Jul; 134: 75-8. Doi: 10.1016/j.clineuro. 2015. 02.018.

A. Patra DP, Savardekar AR, Dossani RH, Narayan V, Mohammed N, Nanda Meningioma: O Tumor Que nos ensinou neurocirurgia. World Neurosurg 2018 Oct; 118: 342-347. Doi: 10.1016/j.wneu.2018.06.017.

2- Demailly P. [Acetazolamida na hipertensão intracraniana]. Gaz Med Fr 1962 Jun 25; 69: 2123-4 [Artigo em francês].

3- Kopczyński S, Kurzaj E, Lipińska D. Avaliação clínica da ação da dexametasona. Anaesth Resusc Intensive Ther 1975 Apr-Jun; 3 (2): 157-63.

4- Hase U. Intrakranielle Drucksteigerund. Messmethoden, Pathophysiologie, Therapie [Aumento da pressão intracraniana. Métodos de medição, fisiopatologia e tratamento]. Neurochirurgia (Stuttg) 1978 Sep; 21(5): 145-57. Doi: 10.1055/s-0028-1090338 [Artigo em alemão].

5- Twycross R. The risks and benefits of corticosteroids in advanced cancer (Os riscos e benefícios dos corticosteróides no cancro avançado). Drug Saf 1994 Sep; 11(3):163-78. Doi:

10.2165/00002018-199411030-000 03.

6- Watling CJ, Cairncross JG. Terapia com acetazolamida para ondas de platô sintomáticas em pacientes com tumores cerebrais. Relato de três casos. J Neurosurg 2002 Jul; 97(1):224-6. Doi: 10.3171/jns.2002.97.1.0224.

7- Agar MR, Nowak AK, Hovey EJ, Barnes EH, Simes J, Vardy JL, Wheeler HR, Kong BY, Leonard R, Hall M, Tim E, Spyridopoulos D, Sim HW, Lwin Z, Dowling A, Harrup R, Jennens R, Kichenadasse G, Dunlop T, Gzell C, Koh ES. Acetazolamide versus placebo para edema cerebral que requer dexametasona em gliomas de alto grau recorrentes e/ou progressivos: estudo fase II aleatório, controlado por placebo e em dupla ocultação. BMJ Support Palliat Care 2023 Sep; 13(3):354-362. Doi: 10.1136/spcare-2022-004119.

8- Al-Mosawi AJ. Innovative Therapeutic Approaches in Childhood Nephrotic Syndrome (Abordagens terapêuticas inovadoras na síndrome nefrótica infantil). LAMBERT Academic Publishing: 2024-10-28 (ISBN: 978-3-659-40418-4).

9- Schrell UM, Rittig MG, Koch U, Marschalek R, Anders M. Hydroxyurea for treatment of unresectable meningiomas. Lancet 1996 Sep 28; 348(9031): 888-9. Doi: 10.1016/S0140-6736(05)64757-5.

10- Schrell UM, Rittig MG, Anders M, Koch UH, Marschalek R,

Kiesewetter F, Fahlbusch R. Hydroxyurea for treatment of unresectable and recurrent meningiomas. II. Diminuição do tamanho dos meningiomas em pacientes tratados com hidroxiureia. J Neurosurg 1997 May; 86(5):840-4. Doi: 10.31 71/jns.1997.86.5.0840.

11- Newton HB, Slivka MA, Stevens C. Hydroxyurea chemotherapy for unresectable or residual meningioma. J Neurooncol 2000 Sep; 49(2):165-70. Doi: 10.1023/a: 10267706 24783.

12- Rosenthal MA, Ashley DL, Cher L. Tratamento de meningiomas de alto risco ou recorrentes com hidroxiureia. J Clin Neurosci 2002 Mar; 9(2):156-8. Doi: 10.1054/jocn.2001.1019.

13- Mason WP, Gentili F, Macdonald DR, Hariharan S, Cruz CR, Abrey LE. Estabilização da progressão da doença por hidroxiureia em pacientes com meningioma recorrente ou irressecável. J Neurosurg 2002 Aug; 97(2):341- 6.Doi: 10.3171/jns.2002.97.2.0341.

14- Yang SX, Wang YR, Gan HP. [Efeito de supressão do crescimento da hidroxiureia em células de meningioma in vitro]. Zhejiang Da Xue Xue Bao Yi Xue Ban 2004 Mar; 33(2):129-32. Doi: 10.3785/j.issn.1008-9292.2004.02.0 09 [Artigo em chinês].

15- Hahn BM, Schrell UM, Sauer R, Fahlbusch R, Ganslandt O, Grabenbauer GG. Hidroxiureia oral prolongada e radiação 3d-conformal simultânea em pacientes com meningioma progressivo ou recorrente: resultados de um estudo piloto. J Neurooncol 2005 Sep; 74 (2):157-65. Doi: 10.1007/s11060-00 4-2337-3.

16- Sherman WJ, Raizer JJ. Quimioterapia: Qual é o seu papel no meningioma? Expert Rev Neurother 2012 Oct; 12(10):1189-95; quiz 1196. Doi: 10.1586/ ern.12.108.

17- Kim MS, Yu DW, Jung YJ, Kim SW, Chang CH, Kim OL. Resultado do acompanhamento a longo prazo da quimioterapia com hidroxiureia para meningiomas recorrentes. J Korean Neurosurg Soc 2012 Dec; 52(6):517-22. Doi: 10.3340/jkns.2012.52. 6.517.

18- Gurberg J, Bouganim N, Shenouda G, Zeitouni A. Um caso de meningioma anaplásico recorrente da base do crânio com resposta radiológica à hidroxiureia. J Neurol Surg Rep 2014 Aug; 75(1):e52-5. Doi: 10.1055/s-00 33-1359300.

19- Goodwin JW, Crowley J, Eyre HJ, Stafford B, Jaeckle KA, Townsend JJ. A phase II evaluation of tamoxifen in unresectable or refractory meningiomas: a Southwest Oncology Group study. J Neurooncol 1993 Jan; 15(1):75-7. Doi: 10.1007/BF01050266.

20- Altinoz MA. Prevenção do meningioma com tamoxifeno e sua proposta para o tratamento do meningioma. Revisitando dados antigos à luz de observações epidemiológicas recentes. Eur J Cancer Prev 2021 Sep 1; 30(5):409-412. Doi: 10.1097/CEJ.0000000000000634.

21- Grunberg SM, Weiss MH. Falta de eficácia do acetato de megestrol no tratamento de meningioma irressecável. J Neurooncol 1990 Feb; 8(1):61-5. Doi: 10.1007/BF00182088.

22- Chamberlain MC, Tsao-Wei DD, Groshen S. Temozolomide for treatment-resistant recurrent meningioma. Neurology 2004 Apr 13; 62(7): 12 10-2. Doi: 10.1212/01.wnl.0000 118300.82017.f4.

23- Johnson DR, Kimmel DW, Burch PA, Cascino TL, Giannini C, Wu W, Buckner JC. Estudo de fase II do octreotido subcutâneo em adultos com meningioma recorrente ou progressivo e hemangiopericitoma meníngeo. Neuro Oncol 2011 May; 13(5):530-5. Doi: 10.1093/neuonc/nor044.

24- Chamberlain MC. IFN-α para meningioma recorrente de alto grau refratário à cirurgia e à radiação: uma série de casos retrospectivos. CNS Oncol 2013 maio; 2 (3): 227-35. Doi: 10.22 17/cns.13.17.

25- Sharma R, Garg K, Katiyar V, Tandon V, Agarwal D, Singh M, Chandra SP, Suri A, Kale SS, Mahapatra AK. The role of mifepristone in the management of meningiomas: Uma revisão sistemática da literatura. Neurol India 2019 maio-jun; 67 (3): 698-705.Doi: 10.4103 / 0028-3886.263232.

26- Stearns B, Losee KA, Bernstein J. Hydroxyurea. Um novo tipo de agente antitumoral potencial. J Med Chem 1963 Mar; 6:201. Doi:

10.1021/jm00338a026.

27- Shullenberger CC. Estudos de fase II da hidroxiureia (NSC-32065) em adultos: leucemia. Cancer Chemother Rep 1964 Aug; 40:49-50.

28- Fishbein WN, Carbone PP, Freireich EJ, Misra D, Frei E 3rd. Clinical trials of hydroxyurea in patients with cancer and leukemia (Ensaios clínicos de hidroxiureia em doentes com cancro e leucemia). Clin Pharmacol Ther 1964 Sep-Out; 5:574-80. Doi: 10.1002/cpt196455574.

29- Kennedy BJ. Hydroxyurea therapy in chronic myelogenous leukemia. Cancer 1972 Apr; 29(4):1052-6. Doi: 10.1002/10970142(197204)29:4<10 52::aidcncr2820290454>3.0.co; 2-7.

30- Storrs RC, Wolman IJ, Gussoff BD, Hananian J. Manutenção da remissão na leucemia linfocítica aguda com hidroxiureia. Cancer Res 1966 Feb; 26 (2):241-4.

31- Leavell UW Jr, Yarbro JW. Hydroxyurea. Um novo tratamento para a psoríase. Arch Dermatol 1970 Aug; 102(2):144-50. Doi: 10.1001/archderm.102.2.14 4.

32- Ranjan N, Sharma NL, Shanker V, Mahajan VK, Tegta GR. Metotrexato versus hidroxicarbamida (hidroxiureia) numa dose semanal para tratar a psoríase em placas crónica moderada a grave: um estudo comparativo. J Dermatolog Treat 2007; 18(5):295-300. Doi: 10.1080/09546630701499291.

33- Nagy G, Szegedi J, Petrányi G. Observações sobre a 5-hidroxiureia no tratamento da policitemia vera. Ther Hung 1972; 20(3):91-5.

34- Grunwald MR, Kuter DJ, Altomare I, Burke JM, Gerds AT, Walshauser MA, Savona MR, Stein B, Oh ST, Colucci P, Parasuraman S, Paranagama D, Mesa R. Treatment patterns and blood counts in patients with polycythemia vera treated with hydroxyurea in the United States: An ANALYSIS from the REVEAL Study. Clin Lymphoma Myeloma Leuk 2020 Apr; 20(4):219-225. Doi: 10.1016/j.clml.2019.09.601.

35- Dover GJ, Charache S, Boyer SH. Aumento da hemoglobina fetal na doença falciforme: comparação da 5-azacitidina (subcutânea ou oral) com a hidroxiureia. Trans Assoc Am Physicians 1984; 97:140-5.

36- Strouse JJ, Lanzkron S, Beach MC, Haywood C, Park H, Witkop C, Wilson RF, Bass EB, Segal JB. Hydroxyurea for sickle cell disease: a systematic review for efficacy and toxicity in children. Pediatrics 2008 Dec; 122(6): 1332-42. Doi: 10.1542/peds.2008-0441.

37- Cole MP, Jones CT, Todd ID. Um novo agente anti-estrogénico no cancro da mama tardio. Uma avaliação clínica inicial do ICI46474. Br J Cancer 1971 Jun; 25 (2):270-5. Doi: 10.1038/bjc.1971.33.

38- Ward HW. Anti-oestrogen therapy for breast cancer: a trial of tamoxifen at two dose levels. Br Med J 1973 Jan 6; 1(5844):13-4. Doi: 10.1136/bmj. 1. 5844.13.

39- Fisher B, Costantino JP, Wickerham DL, Redmond CK, Kavanah M, Cronin WM, Vogel V, Robidoux A, Dimitrov N, Atkins J, Daly M, Wieand S, Tan-Chiu E, Ford L, Wolmark N. Tamoxifen for prevention of breast cancer: report of the National Surgical Adjuvant Breast and Bowel Project P-1 Study. J Natl Cancer Inst 1998 Sep 16; 90(18):1371-88. Doi: 10. 1093/jnci/ 90.18.1371.

40- Ji J, Sundquist J, Sundquist K. Associação de tamoxifeno com meningioma: um estudo de base populacional na Suécia. Eur J Cancer Prev 2016 Jan; 25(1):29-33. Doi: 10.1097/CEJ.0000000000000133.

41- Sun LM, Lin CL, Sun S, Hsu CY, Shae Z, Kao CH. Long-Term Use of Tamoxifen Is Associated With a Decreased Subsequent Meningioma Risk in Patients With Breast Cancer: A Nationwide Population-Based Cohort Study. Front Pharmacol. 2019 Jun 12; 10:674. Doi: 10.3389/fphar.2019.00674.

42- Altinoz MA. Prevenção do meningioma com tamoxifeno e sua proposta para o tratamento do meningioma. Revisitando dados antigos à luz de observações epidemiológicas recentes. Eur J Cancer Prev 2021 Sep 1; 30(5):409-412. Doi: 10.1097/CEJ.0000000000000634.

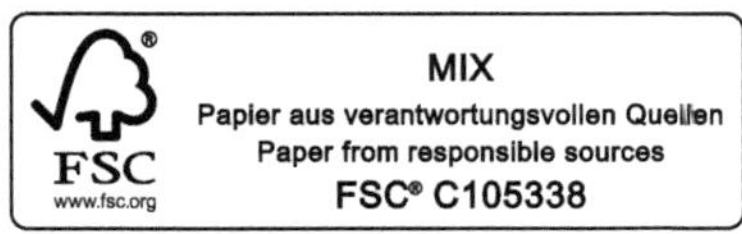

Printed by Books on Demand GmbH, Norderstedt / Germany